Ayuno Intermitente

LA GUÍA ESENCIAL PARA PRINCIPIANTES **AYUNO INTERMITENTE** La manera secreta de sentirse vigorizado, perder peso y desarrollar músculo Finalmente pierda peso, queme grasa, viva una vida más sana y productiva

Por Simone Jacobs

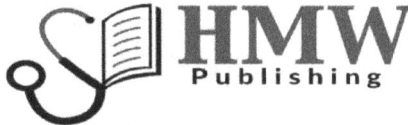

HMW Publishing

Para más libros visite:

HMWPublishing.com

Consigua otro libro gratis

Quiero darle las gracias por comprar este libro y ofrecerle otro libro (largo y valioso como este libro), "Errores de salud y de entrenamiento físico que no sabe que está cometiendo", completamente gratis.

Visite el enlace siguiente para registrarse y recibirlo: **www.hmwpublishing.com/gift**

En este libro, voy a desglosar los errores más comunes de salud y de entrenamiento físico que probablemente usted esté cometiendo en este momento, y le revelaré cómo puede llegar fácilmente a la mejor forma de su vida.

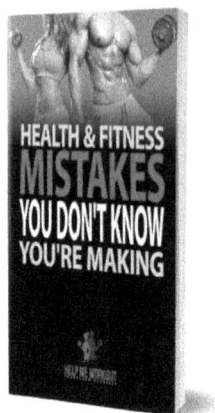

Además de este valioso regalo, también tendrá la oportunidad de obtener nuestros nuevos libros de forma gratuita, participar en sorteos y recibir otros correos electrónicos de mi parte. De nuevo, visite el enlace para registrarse: **www.hmwpublishing.com/gift**

Tabla de contenido

Introducción

Sería sorprendente saber que el cerebro es la fuente de la ansiedad. No solo es que la ansiedad se manifiesta en cosas que cruzan la mente, sino que también afecta la química del cerebro de tal manera que puede alterar los pensamientos futuros y, por lo tanto, influir en la forma en que opera el cuerpo.

Como usted sabe, la ansiedad puede ser un trastorno preocupante. Puede sentir síntomas físicos a pesar de que no se sienta ansioso. Eso puede hacer que actúe sobre los acontecimientos de la vida, ya que se refuerza en su comportamiento.

Este libro, "La ansiedad: Guía esencial para volver a entrenar a su cerebro ansioso y poner fin a los ataques de pánico" le guiará con lo siguiente:

✓ Cómo controlar su mente consciente.

✓ Manejar y controlar los ataques de pánico, la ansiedad, las preocupaciones y el estrés.

✓ Comprender cómo un estilo de vida dietético adecuado puede ayudarle a combatir la ansiedad.

Además, este libro atiende la necesidad de individuos que son propensos a ataques de ansiedad debido a la naturaleza de su trabajo, una experiencia traumática previa, especialmente durante la niñez, y personas que tienen un desorden psicológico que indica un cociente emocional más bajo (EQ).

Además, antes de comenzar, le recomiendo que se una a nuestro boletín informativo por correo electrónico para recibir actualizaciones sobre cualquier próxima publicación o promoción de un nuevo libro. Puede registrarse de forma gratuita y, como bonificación, recibirá un regalo gratis. ¡Nuestro libro "Errores de salud y de entrenamiento físico que no sabe que está cometiendo"! Este libro ha sido escrito para desmitificar, exponer lo que se debe y no se debe hacer y, finalmente, equiparle con la información que necesita para estar en la mejor forma de su vida. Debido a la cantidad de información errónea y mentiras contadas por las revistas y los autoproclamados "gurús", cada vez es más difícil obtener información confiable para ponerse en forma. A diferencia de tener que pasar por docenas de fuentes parciales y poco fiables para obtener su información de salud y estado físico. Todo lo que necesita para ayudarle se ha desglosado en este libro para que pueda seguirlo fácilmente y obtener resultados inmediatos para alcanzar sus objetivos de actividad física deseados en el menor tiempo posible.

Una vez más, para unirse a nuestro boletín gratuito por correo electrónico y recibir una copia gratuita de este valioso libro, visite el enlace y regístrese ahora: www.hmwpublishing.com/gift

Capítulo 1: Pierda peso y desarrolle músculo en una antigua tradición de sanación

Las demandas y responsabilidades de la vida a menudo conducen a varios problemas de salud, especialmente cuando usted está demasiado distraído y pasa por alto la importancia y la práctica de un estilo de vida saludable y un hábito alimenticio. En la mayoría de los casos, observa los lentos cambios que le suceden a su cuerpo, pero está demasiado ocupado como para hacer algo al respecto. La única vez que realmente decidirá hacer algo acerca de su preocupación es cuando ya esté enfermo hasta el punto de que no pueda trabajar de manera eficiente.

Entonces, ahora comienza la búsqueda de soluciones, pero ¿qué programa de dieta, de entrenamiento físico y de salud REALMENTE funciona? La respuesta es simple. Enséñele a su cuerpo a sanarse y a bajar de peso aprendiendo cuándo comer y cuándo dejar de comer.

Adapte su cuerpo, mente y espíritu a la curación y la pérdida de peso

Aprender cuándo comer y cuándo dejar de comer es una práctica llamada el ayuno intermitente. Este concepto no es nada nuevo. Es un método utilizado por muchas personas en todo el mundo desde tiempos inmemoriales. Los humanos pasan por largos períodos sin comer durante la mayor parte de nuestra historia por diversas razones religiosas y cuando la fuente de alimentos es escasa. De hecho, cuando dormimos, inadvertidamente ayunamos.

¿Ayunamos cuando dormimos? ¡Sí, de hecho! Si usted normalmente come su cena antes de las 8 de la tarde y desayuna a las 8 de la mañana cuando se despierta, está ayunando 12 horas y comiendo durante 12 horas. Llamamos a este método de ayuno el 12/12 rápido. ¿No son buenas noticias? ¡Usted puede ayunar mientras duerme! Quiero decir que no es ningún esfuerzo si elige practicar este método.

Pero el ayuno no es exclusivo de los humanos, incluso los animales ayunan cuando están enfermos o estresados, y algunas veces cuando se sienten un poco incómodos. El ayuno es una tendencia natural de todo organismo, ya sea animal o humano, a conservar energía durante momentos críticos y buscar equilibrio y descanso.

Un breve vistazo a la historia del ayuno

Hipócrates, Galeno, Sócrates, Platón y Aristóteles, así como los primeros grandes sanadores, pensadores y otros filósofos elogiaban los beneficios del ayuno para la curación y la terapia de la salud. Paracelso, uno de los tres padres de la medicina occidental, dijo: "El ayuno es el mejor remedio: el médico que todos llevamos dentro".

Los primeros grupos religiosos y espirituales ayunan como parte de sus ritos y ceremonias, especialmente durante los equinoccios de otoño y primavera. Casi todas las religiones dominantes observan el ayuno por diversos beneficios espirituales.

Las tradiciones indias de América del Norte y del Sur, el hinduismo, el budismo, el islam, el gnosticismo, el judaísmo y el cristianismo usan una forma de ayuno u otra para el sacrificio o el luto, la penitencia, la visión espiritual o la purificación.

Las prácticas yóguicas, incluido el ayuno, datan de hace miles de años. Paramahansa Yogananda, un famoso yogui y gurú dijo: "El ayuno es un método natural de curación". Del mismo modo, Ayurveda, una antigua práctica de curación, incluye el ayuno como parte de su terapia.

Sin embargo, la medicina científica se volvió dominante y desarrolló mejores drogas. El ayuno y otras formas naturopáticas de curación se cayeron del escenario. Recientemente, muchas personas que buscan soluciones de salud vuelven a las viejas costumbres.

El ayuno moderno

La antigua tradición curativa, comprobada por el tiempo, de ayuno intermitente vuelve a estar en el punto de mira y gana popularidad entre muchas personas en la actualidad. Entre 1895 y 1985, Herbert Shelton, un médico, siguió y supervisó los ayunos de más de 40,000 personas. Durante el siglo se concluyó que el ayuno es un proceso radical y fundamental que es más antiguo que cualquier práctica de curación del cuerpo, un método instintivo cuando un organismo está enfermo.

Aunque el ayuno intermitente es una práctica que es tan antigua como la raza humana misma, la ciencia moderna y los estudios recientes ahora revelan que saber cuándo comer y cuándo dejar de comer crea cambios positivos significativos en el cuerpo, reiniciando todo el sistema que aumenta su capacidad para funcionar a altos niveles tanto mental como físicamente. De hecho, muchas investigaciones respaldan los beneficios del ayuno intermitente para la salud.

La abstinencia de alimentos mantiene la mente y la memoria nítidas, reduce el riesgo de diversas enfermedades y mantiene saludables las células del cuerpo. Un estudio llamado, "La evidencia científica que rodea el ayuno intermitente", dirigido por Amber Simmons, Ph.D., señaló que el ayuno intermitente, junto con la restricción calórica, es un método eficaz para promover la pérdida de peso en individuos obesos y con sobrepeso.

Ayunar no es morirse de hambre

Cuando las personas escuchan la palabra "ayuno", a menudo piensan que es sinónimo de morir de hambre. Este concepto erróneo a menudo puede llevar a las personas por mal camino y elegir otro método dietético nunca escuchado, exótico y, a veces complicado.

Morirse de hambre es cuando no sabe cuándo vendrá su próxima comida. Por otro lado, el ayuno es una práctica en la que estratégicamente se planifica los períodos de cuándo "comer" y "dejar de comer". De hecho, la palabra desayuno es la comida que usted come para romper el ayuno que hace todos los días mientras duerme.

Por otra parte, no es el ayuno, sino la restricción calórica que conlleva limitar lo que usted come lo que produce los beneficios para la salud. Por ejemplo, si usted come a las 6 de la mañana y se abstiene de comer algo en las próximas 9 horas, entonces en realidad está restringiendo su consumo de calorías sin contar, dado que sólo come la cantidad correcta de alimentos y no come porciones dobles de su comida en el desayuno. La clave para el ayuno intermitente es la "disciplina" y no la inanición.

Enseñe a su cuerpo a quemar glucosa y grasa

El ayuno intermitente no es una dieta per se, sino un método en el que le enseña a su cuerpo a compartimentar en períodos de "comer" y "ayunar". ¿De qué manera aprender cuándo comer y cuándo no comer ayuda a una persona a perder peso?

Recalibrando un sistema dependiente de los alimentos

El cuerpo metaboliza la grasa y la glucosa de los alimentos que consume como su principal fuente de energía. Los carbohidratos son la principal fuente de glucosa. Cuando come una dieta rica en carbohidratos, los carbohidratos se dividen en la forma más simple llamada glucosa. Esta sustancia circula libremente en el torrente sanguíneo en cada célula de su cuerpo como fuente de energía. Cuando come, le suministra a su cuerpo suficiente glucosa para mantener su cuerpo con energía suficiente para correr durante 3-4 horas.

El exceso de glucosa va al hígado y a los músculos para su almacenamiento y se convierte en la fuente secundaria de energía del cuerpo. Cuando las células se quedan sin glucosa sanguínea circulante, el cuerpo descompondre y metaboliza el glucógeno almacenado y lo transforma en glucosa. El glucógeno es la razón por la que no tiene que comer cada 15 a 20 minutos. De hecho, las reservas de glucógeno en su cuerpo lo pueden sostener durante 6 hasta 24 horas después de su última comida.

El problema comienza cuando consume cantidades excesivas de carbohidratos. Su cuerpo se queda sin capacidad de almacenamiento de glucógeno, por lo que el hígado lo convierte en tejido adiposo, triglicéridos o grasa para el almacenamiento a largo plazo. A debido a que continuamente le suministra energía al cuerpo al comer 3 comidas y 2 o 3 meriendas entre las comidas, las células constantemente tienen un exceso de suministro de glucosa, que se convierte en más glucógeno en el hígado y grasa en el cuerpo.

¿Ve la imagen más clara ahora? La mayoría de nosotros consumimos más energía de la que nuestro cuerpo puede utilizar, por lo que el sistema los almacena como glucógeno y grasa corporal. También tendemos a comer cuando nos sentimos un poco hambrientos, por lo que no le damos a nuestras células la oportunidad de utilizar estos combustibles almacenados. Por lo tanto, terminamos agregando más y más glucógeno almacenado y tejido adiposo en nuestro sistema, lo que conduce a diversos problemas de salud, como la diabetes, el sobrepeso y otras enfermedades relacionadas con el contenido alto en azúcar y alto contenido de grasa en el cuerpo.

Además, cuando comemos continuamente, el cuerpo está acostumbrado al suministro constante de glucosa de circulación libre, lo que podría conducir a la resistencia a la insulina. Es una afección en la que el cuerpo está repetidamente con altos niveles de azúcar e insulina en la sangre hasta que el sistema ya no produce suficiente insulina para metabolizar la glucosa o se vuelve resistente a su efecto.

Convierta su cuerpo en una máquina quemadora de azúcar y grasa

El principio simple detrás del ayuno intermitente es la "disciplina." No alimentar o comer durante períodos le da al cuerpo la oportunidad de quemar el exceso y la glucosa almacenada y grasa. Practicar el ayuno intermitente vuelve a calibrar su cuerpo de un sistema que depende de los alimentos en una máquina quemadora de grasa y de azúcar.

El cuerpo humano es un mecanismo fantástico con un sistema desarrollado que le permite hacer frente a períodos de fuentes de alimentos bajos. Está sujeta al proceso de 5 etapas abajo para sostener la necesidad de energía.

Alimentación

Comer alimentos aumenta los niveles de insulina en el cuerpo, permitiendo que los tejidos del cuerpo utilicen la glucosa como energía. Durante esta etapa, el hígado almacena cualquier exceso como glucógeno en sí mismo. Cuando el espacio de almacenamiento de glucógeno en el hígado está lleno, el órgano transforma el excedente en triglicéridos o grasa para un almacenamiento prolongado.

Desglose del glucógeno

Dentro de las 6 a 24 horas posteriores a la comida, el nivel de insulina comenzará a disminuir. Durante este período, el cuerpo comenzará a metabolizar el glucógeno almacenado como energía y esta fuente secundaria de glucosa en el hígado puede mantener el cuerpo durante aproximadamente 24 horas.

Gluconeogenesis

Después de aproximadamente 24 horas hasta 2 días sin una fuente de glucosa lista, el cuerpo utiliza aminoácidos, la forma simple de proteína, para fabricar glucosa nueva durante el proceso llamado "gluconeogénesis". En una persona no diabética, los niveles de glucosa caerán, pero se mantendrán dentro del rango normal.

La cetosis

Después de 2 a 3 días sin comida, los bajos niveles de insulina en el cuerpo estimulan la descomposición de los triglicéridos o la grasa almacenada para obtener energía durante el proceso llamado lipólisis. El cuerpo metaboliza la grasa almacenada en 3 cadenas de ácidos grasos y columna vertebral de glicerol. El cuerpo usa el glicerol para la gluconeogénesis o la fabricación de glucosa nueva. Los tejidos del cuerpo pueden utilizar fácilmente las cadenas de 3 ácidos grasos como energía.

Sin embargo, el cerebro no puede, entonces el cuerpo metaboliza las cadenas de 3 ácidos grasos en cuerpos cetónicos o energía que puede pasar en la barrera sangre-cerebro como la fuente de combustible del cerebro, que está principalmente en forma de acetoacetato y beta-hidroxibutirato, para sostener las necesidades de energía del cerebro.

Cuatro días después de la última comida del cuerpo, el 75 por ciento de la energía utilizada por su mente proviene de las cetonas, y la cantidad aumenta más de 70 veces durante el período de ayuno.

Conservación de proteínas

El quinto día, el ayuno estimula la producción de la hormona del crecimiento para ayudar al cuerpo a mantener el tejido magro y la masa muscular. Durante este período, el sistema metabólico utiliza cetonas y ácidos grasos por completo como fuente de energía. El nivel de adrenalina (norepinefrina) también aumenta para adaptarse al cambio, dándole al cuerpo más energía.

Por supuesto, usted no se privará de comida ni pasará hambre durante el ayuno intermitente. Como se mencionó, esta práctica se centra en programar cuándo comer y cuándo no comer, lo que gradualmente enseña al cuerpo a utilizar el exceso y el azúcar almacenado y la grasa como energía en lugar de depender de la comida.

Este método tradicional abre las puertas a una mejor salud, pérdida de peso y construcción de masa muscular y tejido magro.

El ayuno es la forma más fácil de ser saludable

Lo mejor del ayuno intermitente es que usted puede incorporarlo a cualquier dieta sana y equilibrada. Cuando la dieta es particularmente difícil de seguir, tiene la opción de dejar de preocuparse por que comer. También es conveniente cuando no tiene que preparar comidas por un período. Además, también puede ahorrar cierta cantidad de dinero. Pero esa no es la verdadera razón por la cual la mayoría de la gente ama el ayuno intermitente. El ayuno intermitente ofrece muchas más cosas en cuanto a la practicidad.

Algunas personas desarrollaron el hábito de no comer opciones de alimentos saludables y patrones de alimentación poco saludables a lo largo de sus vidas, como comer entre comidas, elegir comida rápida y basura con una dieta bien equilibrada o simplemente ceder constantemente a los antojos de comida cuando se sienten hambrientos. Todos estos constituyen un estilo de vida poco saludable, que eventualmente puede conducir a graves problemas de salud.

Seguir una dieta y seguir una práctica de ayuno conduce a la pérdida de peso. Por lo tanto, las personas que pretenden arrojar su exceso de grasa se enfrentan a una situación difícil al elegir qué método para adaptarse a un estilo de vida más saludable.

Según el Dr. Michael Eades, coautor del famoso libro "Protein Power", siempre es fácil pensar en una dieta, pero a menudo es más difícil de ejecutar. Contrariamente a un programa de alimentación, el ayuno intermitente es todo lo contrario, parece ser demasiado difícil de contemplar, pero una vez que usted actúa, encuentra que no es tan difícil en absoluto.

Hacer una dieta siempre es más fácil durante los primeros días, pero cuanto más tiempo permanezca en ella, la encuentra cada vez menos atractiva. Esta es la razón por la que la mayoría de las dietas no funcionan a largo plazo. Solo unas pocas personas logran integrar una forma de comer en su estilo de vida.

Pensar en ayunar siempre le haría creer que no puede sobrevivir un día sin comer, especialmente para aquellos que necesitan ayunar. Sin embargo, le resultará más fácil hacerlo cuando comience a hacerlo. Convertirlo en un hábito y hacerlo parte de su estilo de vida es más fácil de hacer que solo contemplarlo. Es difícil superar la idea de no comer, pero una vez que supera el obstáculo, el ayuno intermitente es, de hecho, más fácil de hacer que seguir una dieta

El ayuno intermitente actúa como un botón de reinicio. No regula ni le dice qué tipo de comida debe comer y no consumir. En cambio, determina el mejor momento en el que debe tener una comida adecuada, saludable y equilibrada. Es un patrón de alimentación que integra en su estilo de vida para recalibrar su cuerpo y mejorar su salud.

Puntos clave:

- El ayuno es una tradición antigua de sanación comprobada que puede ayudarle a perder peso y a desarrollar músculos.

- La práctica de programar su tiempo de alimentación engrana su cuerpo, mente y espíritu hacia diversos beneficios de salud.

- La clave del ayuno intermitente es la disciplina, no el hambre. Simplemente está planeando cuándo comer y cuándo no comer.

- El ayuno con restricción calórica recalibra su cuerpo desde un sistema azucarero a una máquina quemadora de grasa.

- Restablece el botón, brindando a su cuerpo la oportunidad de relajarse y dirigir la energía para la curación, la pérdida de peso y la construcción muscular.

Capítulo 2: Las virtudes del ayuno intermitente

Antes de comenzar a ayunar, usted debe comprender qué adaptación hormonal experimentará su cuerpo respecto a la pérdida de grasa, para que no se sumerja inmediatamente en ella y se detenga antes de que empiece a funcionar en su cuerpo.

Para empezar, repasemos el "estado de alimentación" y el "estado de ayuno" del cuerpo humano. Un cuerpo humano está en estado de alimentación cuando absorbe y digiere los alimentos. En general, la alimentación comienza en el momento en que comienza a comer la comida, y esto durará entre 3 y 5 horas mientras su sistema digestivo está trabajando en ello.

Mientras usted está en estado de alimentación, su cuerpo no puede quemar grasas eficientemente debido al alto nivel de insulina en el cuerpo que permite que las células aprovechen el azúcar como energía.

Sin embargo, después del proceso de digestión, el cuerpo pronto estará en el estado *post-absorción*, lo que significa que su cuerpo ya no está trabajando en el procesamiento de una comida. Este período tendrá una duración de 8 a 12 horas después de su última comida, y durante este período, su cuerpo comienza a ganar la entrada al estado de ayuno. Es durante este tiempo que su cuerpo comienza a quemar grasa, y su nivel de insulina comenzará a disminuir.

Tenga en cuenta que su cuerpo solo entra en ayunas 12 horas después de su última comida, y como la mayoría de nosotros comemos de 3 a 6 comidas al día, es raro que el cuerpo entre en esta condición; por lo tanto, le está privando a su cuerpo de experimentar el estado de quema de grasa.

El ayuno intermitente maximiza el glucógeno y el mecanismo de quema de grasa del cuerpo. Durante el "estado de ayuno", su sistema se somete a diversas adaptaciones hormonales que conducen a la pérdida de peso y al aumento muscular.

Disminuir los niveles de insulina

Todos los alimentos se elevan a los niveles de insulina en el cuerpo. Por lo tanto, la estrategia más coherente, eficiente y eficaz para bajarlos es evitar ciertos alimentos. Si usted es una persona no diabética, los niveles de glucosa en sangre se mantienen normales como su cuerpo comienza a cambiar en la quema de grasa. Esta adaptación es evidente en tan corto como 24-36 horas de ayuno. Cuanto más tiempo ayune, mayor será la duración de la insulina reducida y la disminución será más significativa.

Según un estudio llamado "Ayuno alterno en sujetos no obesos: efectos sobre el peso corporal, la composición corporal y el metabolismo energético", ayunar cada dos días es un método eficaz para reducir los niveles de insulina sin afectar los niveles normales de glucosa del cuerpo.

El ayuno disminuye el nivel de insulina en un 20-31 por ciento y reduce el azúcar en sangre entre un 3 y un 6 por ciento una vez que su cuerpo utiliza la grasa almacenada como energía en lugar de carbohidratos, reduciendo así el riesgo de diabetes tipo 2.

Impulsar la pérdida de peso

Otra razón por la cual el ayuno intermitente es popular estos días es que los estudios científicos demuestran que es una técnica poderosa para perder peso. Nos encanta comer alimentos ricos en carbohidratos y grasas, y luego entramos en pánico una vez que vemos que aumenta nuestra medición de peso.

Con la práctica del ayuno intermitente, usted puede elegir entre comer menos comidas o no consumir ningún alimento durante unos días. Este proceso seguramente reducirá la ingesta calórica general, así como también normalizará el cambio hormonal que inhibe la quema de grasa ya que desencadena la liberación de norepinefrina (noradrenalina).

A través del ayuno a corto plazo, puede aumentar su índice metabólico hasta en un 14 por ciento. El ayuno intermitente también produce la pérdida de peso al cambiar la ecuación calórica, como por ejemplo consumiendo menos y quemando más calorías.

El mismo estudio que mostró los efectos del ayuno de días alternos en la reducción de los niveles de insulina reveló después de 22 días, que las 16 personas que comieron cada dos días perdieron un 2,5 por ciento de su peso corporal.

El estudio además mostró que sus hambres aumentaron durante el primer día de ayuno y se mantuvieron altas. No hubo cambios significativos en el índice metabólico de esas personas en reposo (RMR) y cociente respiratorio (RQ) desde el día 1 hasta el día 21, pero el día 22 disminuyó su RQ, lo que resultó en un aumento significativo de la oxidación o pérdida de grasa en sus cuerpos hasta 15 gramos y más.

Sin embargo, dado que el hambre en los días de ayuno no disminuyó, los autores de la investigación han sugerido que comer una comida pequeña durante los días de ayuno hace que este enfoque sea más aceptable. Sin embargo, el estudio corroboró que el ayuno es una estrategia eficiente y rápida para perder peso excesivo.

Quemar la grasa de la barriga rápidamente

La grasa de la barriga o lo que llamamos las "manijas del amor" son las más peligrosas de todas las grasas almacenadas en su cuerpo. El nombre puede sonar atractivo, pero las manijas del amor son muy siniestras. Son grasas viscerales peligrosas que tienden a acumularse alrededor de los órganos internos y más tarde conducen a enfermedades graves.

Sin embargo, un estudio reveló que someterse al ayuno intermitente no solo reduce el peso corporal; también disminuye la circunferencia de la cintura en un 4 a 7 por ciento.

Estimular la producción de la hormona de crecimiento

La hormona del crecimiento o somatotropina o la hormona del crecimiento humana estimula la reproducción celular y la regeneración y el crecimiento, por lo tanto, es muy vital para el desarrollo humano. Es una hormona natural producida por la glándula pituitaria, y la mayoría de la secreción ocurre durante el sueño. A medida que envejece, el nivel de producción de la hormona del crecimiento disminuye y puede conducir a la disminución de la masa muscular magra, la falta de energía y el aumento de la grasa corporal.

La relación entre la hormona del crecimiento humana y la insulina es complicada. La hormona del crecimiento humana es el antagonista de este último y viceversa. Cuando tiene resistencia a la insulina, su cuerpo continuamente tiene altas cantidades de insulina para equilibrar el alto volumen de glucosa en su cuerpo, lo que disminuye la producción de la hormona del crecimiento.

Por otro lado, la resistencia a la insulina puede ser el resultado de la deficiencia de la hormona del crecimiento humana. Cuando su cuerpo produce altos niveles de hormona del crecimiento, compite con los mismos sitios receptores que la insulina y en lugar de metabolizar la glucosa como fuente de energía, las células queman grasa. La producción de insulina disminuye y el sistema no puede estabilizar adecuadamente la gran cantidad de azúcar en el cuerpo. Además, las personas con hormonas del crecimiento humana disminuida tienden a tener un contenido excesivo de grasa corporal. También tienen una tolerancia reducida al ejercicio y fuerza muscular.

El estado de alimentación inhibe la secreción de la hormona del crecimiento humana ya que el cuerpo eleva los niveles de insulina para metabolizar la glucosa de los alimentos como fuente de energía cuando comes. El ayuno por tan solo 5 días aumenta la secreción de la hormona del crecimiento humano hasta en 2 veces.

Cuando está en ayunas, está disminuyendo el suministro de glucosa en el cuerpo, lo que reduce la producción de insulina. Cuando la cantidad de insulina en el cuerpo es baja, la cantidad de GEI aumenta para adaptarse al cambio, quemar grasa por la energía que necesita y perder peso en el proceso.

Aumentar los niveles de la hormona del crecimiento en el cuerpo aumenta las cantidades de factor de crecimiento I circulante similar a la insulina (IGF-I), que también regulan el crecimiento. El aumento tanto de GHG como de IGF-I resulta en el crecimiento de la masa muscular, así como en el aumento de la fuerza muscular.

Aumentar los niveles de adrenalina

Nuestro cuerpo está equipado con un mecanismo de supervivencia que lo activa en modo de supervivencia cuando tiene hambre o está cansado. Entonces, cuando se vuelve desesperado, el cuerpo mejora este instinto para que pueda tener más energía para moverse y buscar comida.

Cuando está ayunando, su cuerpo experimenta un estrés leve que aumenta la producción de adrenalina. Es similar a las respuestas de su cuerpo cuando hace ejercicio o cuando un perro lo persigue en el camino a casa. Su hormona natural de lucha o huida se activa para garantizar su seguridad o supervivencia durante las situaciones peligrosas. En general, cuanto mayor es el estrés, mayor es la secreción de adrenalina.

El ayuno intermitente es una gran manera de poner su cuerpo bajo estrés sin ponerse en peligro. A medida que sus células comienzan a utilizar la grasa como fuente de energía, le indica al cuerpo lo que necesita para alimentarse: un instinto primitivo que permite a los humanos primitivos cazar y buscar alimento en momentos en que la fuente es escasa, asegurando la supervivencia.

Practicar el ayuno intermitente naturalmente estimula la secreción de adrenalina, que desbloquea y utiliza la energía almacenada: glucógeno muscular y grasa. En pocas palabras, la adrenalina promueve la liberación de glucosa almacenada desde sus ubicaciones en el cuerpo, aumentando el metabolismo incluso durante el estado de reposo. Además, el aumento de los niveles de adrenalina aumenta la concentración, el enfoque y la energía.

Regular las funciones de las células, las hormonas y los genes

Una vez que usted está ayunando, su cuerpo inicia la reparación de las células y regula los niveles de hormonas para que la grasa corporal funcione. Los siguientes son ejemplos de algunos cambios que ocurren mientras está ayunando.

Reparación de células

El cuerpo induce algunas reparaciones celulares, como la eliminación de toxinas y desechos de su cuerpo, en un proceso conocido como autofagia, que consiste en descomponer las proteínas disfuncionales que se han acumulado dentro de las células con el tiempo.

El aumento de la autofagia puede proporcionar protección a su cuerpo contra varias enfermedades, incluido el cáncer y la enfermedad de Alzheimer.

Alteración la expresión génica

Un estudio titulado "Los efectos del ayuno en el estado fisiológico y la expresión génica; una visión general "reveló que la restricción calórica mediante la reducción de alimentos o la eliminación de alimentos y bebidas calóricas durante un período cambia varias vías de señalización y la expresión de genes diferentes, lo que lleva a una mayor esperanza de vida y alta inmunidad contra enfermedades.

Además, otro estudio reveló que el ayuno en días alternos aumentaba la expresión de SIRT1, un gen relacionado con la longevidad. Además, otro estudio mostró que la expresión génica en la adipogénesis en ratones también se alteró, lo que llevó a una regulación más rápida del triacilglicerol reservado en el combustible.

Alivia la inflamación

Los investigadores revelaron a través de estudios que el ayuno intermitente muestra una reducción significativa de la inflamación, que es un determinante crucial para muchas enfermedades crónicas. Un estudio titulado "Productos del gen de la grelina en la inflamación aguda y crónica" demostró que la reducción de la ingesta calórica y de alimentos aumenta la producción de grelina o la hormona del hambre, que suprime la inflamación crónica y aguda, así como la autoinmunidad. Los bajos niveles de tejido graso también favorecen la producción de proteínas antiinflamatorias

Desarrolla un corazón fuerte

El ayuno intermitente reduce los factores de riesgo de enfermedades cardíacas, incluidos los marcadores inflamatorios, los triglicéridos en la sangre, colesterol LDL, el azúcar en la sangre y la resistencia a la insulina. Un estudio llamado "Los cambios inducidos por el ayuno en la expresión de genes que controlan el metabolismo del sustrato en el corazón de la rata" reveló que durante el ayuno intermitente el corazón se adapta a los cambios en el metabolismo de glucosa y ácidos grasos alterando la producción de energía cardíaca a nivel de expresión génica. Este efecto reduce los ácidos grasos en el corazón.

Además, "El Ayuno intermitente: la próxima gran moda de la pérdida de peso" indicó que esta práctica produce efectos similares a los del ejercicio intenso, la variabilidad del ritmo cardíaco y la frecuencia cardíaca y la presión arterial en reposo.

Anti-Envejecimiento

Cuando se probó en ratas, el ayuno intermitente había prolongado la vida útil del animal en aproximadamente un 83 por ciento más. "El ayuno intermitente: la próxima gran moda de la pérdida de peso" reveló que la reducción de la ingesta de calorías en la mayoría de los animales aumentó la vida útil hasta en un 30 por ciento. "La restricción dietética en la bioenergética cerebral y el estado redox" mostró que esta práctica retrasa la aparición de marcadores de envejecimiento.

Además, "la restricción calórica y el ayuno intermitente: dos dietas potenciales para el envejecimiento cerebral exitoso" señaló que la práctica de la restricción calórica y el ayuno intermitente afecta el metabolismo de oxígeno y energía radical, así como la respuesta sistémica al estrés celular, de manera que protege a las neuronas factores ambientales y genéticos relacionados con el envejecimiento.

Mejora su concentración y su claridad mental

Como se mencionó anteriormente, el ayuno estimula la secreción de adrenalina que ayuda a aumentar la concentración, el enfoque y la energía. En el capítulo 1: Dieta en una sanación antigua probada en el tiempo, también abordamos las cetonas y cómo el ayuno ayuda al cuerpo a alcanzar la cetosis, convirtiéndola en una máquina quemadora de grasa. Durante la cetosis, el hígado descompone los ácidos grasos en cetonas como energía.

Las cetonas son combustibles más eficientes para el cerebro que la glucosa. Cuando su cuerpo quema combustible, ya sea cetonas o glucosa, lo convierte en trifosfato de adenosina (ATP), la sustancia que sus células utilizan como energía. Las cetonas ayudan a producir y aumentar la producción de ATP mejor que la glucosa, creando más energía para que el cuerpo y el cerebro la usen, mejorando así el rendimiento mental.

Además, otra investigación muestra que las cetonas pueden procesar el ácido gamma-aminobutírico (GABA) de manera más eficiente. GABA es una molécula que reduce la estimulación cerebral.

Cuando usted no está en ayunas, el cuerpo utiliza la glucosa como fuente primaria de energía y el cerebro usa ácido glutámico y glutamato como combustible, moléculas que estimulan la función cerebral. Sin embargo, cuando el cerebro utiliza el ácido glutámico y el glutamato como combustible, queda muy poco de las dos moléculas para procesar el GABA. Su mente comienza a procesar en exceso sin una forma de reducir la estimulación, sus neuronas cerebrales son sobreestimuladas y funcionan excesivamente, lo que lleva a la confusión mental o lo que se conoce como la incapacidad para recordar información o centrarse en una tarea.

En pocas palabras, el exceso de glutamato significa demasiada excitación cerebral, que produce neurotoxicidad cerebral, que en algunos casos provoca convulsiones, así como varios trastornos neurológicos, como demencia, esclerosis lateral amiotrófica (ELA), migrañas, trastorno bipolar y incluso depression

Cuando usted ayuna, le da al cerebro otra fuente de energía, que proporciona al cerebro suficientes suministros de ácido glutámico y glutamato para procesar GABA. Este proceso ayuda a equilibrar y reduce el exceso de disparos de neuronas, lo que lleva a un mejor enfoque mental. Por otra parte, los estudios muestran que el aumento de la producción de GABA reduce la ansiedad y el estrés, lo que también ayuda a mejorar la claridad mental.

Libera energía para la curación

¿Alguna vez ha trabajado por más de 8 a 10 horas por día con un proyecto masivo, especialmente cuando su jefe le pide que haga algo más allá de su calificación salarial o título laboral? Luego tiene una idea precisa de cómo se siente su cuerpo cuando tiene que procesar los alimentos que consume las 24 horas del día, los 7 días de la semana.

Used pone su cuerpo bajo coacción. Similar a la forma en que usted lidia con una carga de trabajo considerable, su cuerpo se ocupará. Debe hacer frente y tomar decisiones importantes. Primero atienda las tareas más urgentes e importantes, dejando de lado los asuntos que pueden esperar otro día. Cuanto más se atiborre de comida, más lo pone en exceso de trabajo, ya sea que esté listo o no para asumir un nuevo trabajo. Eventualmente, no puede mantenerse, y experimenta varios problemas de salud. Como un jefe malo tirando otra pila de papeles para procesar cuando todavía tiene 3 pilas altas en su escritorio.

Puede tomar unas vacaciones cuando se siente cansado, menospreciado y con exceso de trabajo. Su cuerpo, por otro lado, obtiene un descanso, principalmente cuando come casi todas las horas del día. El ayuno le está dando a su cuerpo sus vacaciones merecidas de la alimentación constante. Cuando come, el sistema digestivo utiliza hasta el 65 por ciento de la energía. La digestión, junto con todo el otro proceso que necesita para el día requiere mucha energía. Al final del día, su cuerpo no tiene suficiente combustible para otras tareas esenciales.

Durante el ayuno intermitente, su cuerpo desvía energía hacia la recuperación y la curación. Además, cuando ayuna, su cuerpo se desintoxica, eliminando de manera eficiente los desechos metabólicos producidos naturalmente por las células sanas, así como las toxinas extrañas. Su sistema también puede gastar más combustible en las reparaciones de células, tejidos y órganos en lugar de simplemente eliminar los subproductos de la alimentación.

El ayuno le permitirá a su cuerpo ponerse al día con las tareas críticas que ha dejado de lado. Durante este período, el sistema finalmente podrá manejar todas las toxinas, limpiando el exceso de toxinas de los tejidos, creando así una etapa o un ambiente para la curación.

Fomenta el crecimiento espiritual

A medida que retire continuamente alimentos pesados y poco saludables de su dieta y se desintoxique, su cuerpo se sentirá menos denso y se volverá más liviano. Perder todo el exceso de grasa durante el proceso también le hace más ligero. Además, el ayuno reduce los trastornos del sueño y la fatiga, ayudándole a alcanzar la armonía y el equilibrio interior.

Cuando esté más saludable, su enfoque se desplazará de las cosas mundanas y la realidad física hacia los aspectos de su vida que realmente importan en lugar de sus problemas de salud.

La práctica del ayuno intermitente también fomenta la disciplina, que agudiza los sentidos espirituales, principalmente cuando lo practica junto con la meditación. Completar tareas autoimpuestas fortalece su fuerza de voluntad, por lo tanto, le enseña a manejar mejor su vida, particularmente durante situaciones estresantes.

Razones por las que el ayuno funciona

Además de la obsesión de las personas con el exceso de grasa y la pérdida de peso, hay otras razones por las que usted necesita practicar el ayuno intermitente tan a menudo como sea posible, dependiendo de su estado de salud. Los siguientes son algunos beneficios que usted puede obtener al practicar el ayuno intermitente.

Relajante

Una vez que está ayunando, no hay mucho de qué preocuparse ya que no necesita preparar algo para comer. Puede tomar un vaso de agua y comenzar el día. Imagine que tiene una comida menos en un día o un día entero sin las comidas regulares. Un día gastado menos en preparar la comida es un día más para mimarse con una relajación total. Sin embargo, eso no significa que cuando esté ayunando, se verá triste o caído de cenizas.

La mayoría de ustedes probablemente estarán esperando a alguien menos enérgico o caído al ayunar. Sin embargo, si usted le pregunta a aquellos que están en ayuno, le sorprenderá saber lo enérgicos que aparecen en esta etapa que cuando comen regularmente su comida.

Alarga la vida

Es de conocimiento común que la restricción de calorías es una de las formas de alargar la vida. Por lo tanto, cuando usted ayuna, su cuerpo está encontrando una forma de extender su vida. Cuando está en la dieta intermitente, su cuerpo está activando la restricción calórica en respuesta al alargamiento de su vida. Con esto, obtiene el beneficio de una vida prolongada sin realmente experimentar inanición real. Un estudio sobre el ayuno intermitente durante días alternos en ratones realizado en 1945 demuestra que el ayuno de hecho conduje a una vida más larga.

Complemento de quimioterapia

Existe un estudio de pacientes con cáncer que revelaron los efectos secundarios de la quimioterapia. Según el estudio, los pacientes sometidos al ayuno antes de la experiencia de tratamiento disminuyeron estos efectos secundarios. Además, un estudio afirma que esta práctica aumenta significativamente el impacto de la quimioterapia o de la radiación. Además, la investigación respalda el ayuno intermitente de días alternos, lo que lleva a la conclusión de que el ayuno intermitente, antes de la sesión de quimioterapia, da como resultado índices de resultados positivas más altas y menos muertes. En un análisis exhaustivo de varios estudios de enfermedades y ayuno, parece que el ayuno intermitente no solo reduce el riesgo de cáncer sino que también tiene un efecto positivo sobre las enfermedades cardiovasculares.

Puntos clave:

- Durante el ayuno intermitente, su cuerpo se somete a diversas adaptaciones hormonales, que incluyen la disminución de los niveles de insulina, estimulan la producción de la hormona del crecimiento, aumentan los niveles de adrenalina y regulan las funciones de las células, las hormonas y los genes.

- Los diversos cambios hormonales que sufre su cuerpo durante el ayuno ayudan a aumentar la pérdida de peso, quemar la grasa de la barriga rapidamente, reparar las células, alterar la expresión genética, aliviar la inflamación, desarrollar un corazón fuerte, prolongar la vida y liberar energía para la curación, así como complementar la quimioterapia.

- Además de los efectos físicos positivos, el ayuno mejora su enfoque y claridad mental, así como fomenta el crecimiento espiritual.

Capítulo 3: Adaptación efectiva al cambio saludable

Durante la restricción calórica y el ayuno intermitente, su cuerpo experimentará cambios que podrían ser 360 grados diferentes de sus hábitos alimentarios habituales y la cantidad de alimentos que consume todos los días. Pasará de un sistema alimentado por glucosa a una máquina quemadora de grasas.

La restricción calórica y el ayuno intermitente iniciarán varios procesos y adaptaciones hasta que su cuerpo se transforme finalmente en un sistema saludable y eficiente. Entre las inquietudes y los efectos, debe prepararse para lo siguiente. Saber lo que tiene que tratar durante el ayuno le asegurará que se adaptará con éxito a estas prácticas de salud.

La deficiencia de electrolitos

Hay preocupaciones equivocadas sobre la restricción calórica y el ayuno intermitente que causan desnutrición. Estas ideas erróneas simplemente no son correctas. El cuerpo contiene suficiente cantidad de glucógeno y grasa almacenada como fuente de energía.

La principal preocupación durante el ayuno es la deficiencia de micronutrientes. Sin embargo, los estudios revelan que incluso el ayuno intermitente prolongado no causa desnutrición. Los niveles de potasio pueden disminuir ligeramente. Sin embargo, incluso 2 meses de práctica continua no reducen los niveles por debajo de 3.0 miliequivalentes por litro (mEq / L), incluso sin suplementos, que es solo ligeramente inferior al nivel promedio de 3.5-5.0 mEq / L. Dos meses de ayuno continuo son más prolongados de lo recomendado y no estaría haciendo este método en el ayuno intermitente.

Por otro lado, el fósforo, el calcio y el magnesio permanecen estables durante el ayuno, lo que presumiblemente se debe a la gran cantidad de depósitos en los huesos: cerca del 90 por ciento del fósforo y el calcio del cuerpo.

Tomar un suplemento multivitamínico durante la restricción calórica y el ayuno intermitente le da al cuerpo la cantidad diaria recomendada de micronutrientes. De hecho, un ayuno terapéutico de 382 días con multivitaminas demostró no tener un efecto perjudicial sobre la salud. El único resultado relacionado fue la leve elevación de ácido úrico, que se presentó después del centésimo día de ayuno.

Elevación del ácido úrico

"Un estudio de la retención del ácido úrico durante el ayuno" reveló que un período de 21 ayunas causó un aumento significativo de la concentración del ácido úrico en la sangre, que fue el resultado de la disminución de la eliminación del ácido úrico. La reducción del volumen de orina parece ser la causa principal de la acumulación, así como los cambios en el metabolismo y las funciones renales que sufre el sistema durante el ayuno intermitente. El estudio también indicó que la cetosis parece alterar la oxidación y el equilibrio ácido-base de los tejidos corporales y la sangre que resultan en un aumento de ácido úrico.

Para prevenir y / o remediar este efecto secundario, debe:

- Beber suficiente cantidad de agua para diluir el ácido úrico y ayudar a los riñones a excretarlos de manera más eficiente.

- Aumentar la alcalinidad del cuerpo comiendo más verduras durante el período de alimentación. Puede asar frijoles y guisantes hervidos en sus comidas para agregar alcalinidad y plenitud de sabor.

- Si tiene un alto nivel de ácido úrico antes de comenzar el ayuno, entonces puede ser vegano o vegetariano.

- Agregar 1/2 cucharadita de bicarbonato de sodio en un vaso de agua y beber 3 veces al día.

- Reducir la carne porque contiene purina alta.

- Evitar las bebidas alcohólicas. Beber café o té en su lugar.

- Los arándanos y las cerezas ayudan a reducir el dolor debido a la formación de cristales de ácido úrico.

Ganancia de peso después del ayuno

Aumentar de peso después del período de ayuno es normal. El peso adicional es mayormente el aumento de peso por retención de agua, y es posible que adquiera algo de grasa. El aumento de peso a corto plazo ocurre después de que usted rompe sus grasas. Una vez que comience a comer nuevamente, verá el peso adicional en su báscula.

¡No se preocupe! Esta ganancia es temporal. El glucógeno almacenado en el cuerpo está muy hidratado porque está destinado al agua. Durante el ayuno, utilice el glucógeno almacenado para obtener energía. Eso le hará perder peso. Cuando entre en el estado de alimentación, ganará peso de agua a medida que su cuerpo reponga las reservas de glucógeno. Además, el sodio también retiene agua, lo que aumenta el peso por retención de agua.

Este peso adicional casi inmediato no es exceso de grasa. Es solo que su cuerpo vuelve a la normalidad después del ayuno. Además, restringir su ingesta de calorías durante el ayuno conduce a su cuerpo a aumentar la energía almacenada o la grasa corporal para un período futuro con calorías reducidas.

¡No se preocupe! Su cuerpo todavía está en transición de un sistema alimentado por glucosa a una máquina quemadora de grasa. Su cuerpo no se adaptará a los cambios de inmediato. Pero a medida que continúe su práctica de ayuno, su cuerpo pronto utilizará eficientemente la grasa como su fuente de energía y la quemará. Los siguientes son consejos para ayudar a su cuerpo a adaptarse a un sistema alimentado con grasa más rápido.

- Evite la comida basura, el alcohol y el azúcar, especialmente durante la primera semana de ayuno. Estos alimentos proporcionan al cuerpo glucosa que alimenta depósitos de grasa durante el período de transición cuando el cuerpo se impulsa a aumentar el almacenamiento de energía.

- Consuma carbohidratos de bajo índice glucémico, como vegetales, legumbres, frijoles y granos integrales. Estos alimentos se digieren más lentamente, evitando el aumento de azúcar en la sangre que el cuerpo se convierte en grasa, ya que busca reponer las reservas de energía cuando se rompe el ayuno.

- Consuma proteínas de alta calidad, como semillas y nueces, legumbres, frijoles, granos enteros, productos lácteos bajos en grasa, pescado y carne. Disminuyen el apetito y reducen la dependencia del cuerpo de los carbohidratos para obtener energía, además de ayudar a promover el crecimiento muscular.

- Consuma alimentos con baja densidad calórica, como granos integrales y vegetales. Son altos en fibra y bajos en calorías por bocado, lo que reduce el azúcar que alimenta a su cuerpo.

Pérdida de la masa muscular magra

Este problema es otra preocupación crucial relacionada con el ayuno intermitente. ¿El ayuno intermitente quema músculo? La respuesta directa es NO. De hecho, un estudio reveló que durante el ayuno, el cuerpo no comienza a quemar músculo, sino que comienza a conservarlo. Además, los estudios fisiológicos concluyeron que la proteína no se "quema" para la glucosa.

Cuando el cuerpo alcanza el estado de cetosis, no hay necesidad de usar proteínas para la gluconeogénesis o convertir los aminoácidos en glucosa porque el cuerpo metaboliza los ácidos grasos como fuente de energía. En condiciones normales, el cuerpo descompone 75 gramos de proteína al día. Sin embargo, durante el ayuno, esto cae a unos 15 a 20 gramos al día. Entonces, el ayuno intermitente realmente disminuye la degradación muscular.

Además, el ayuno intermitente aumenta los niveles de la hormona del crecimiento y el factor I de crecimiento similar a la insulina que promueven el crecimiento muscular y el aumento de la fuerza muscular. Si le preocupa la pérdida de masa muscular, entonces proporcione a su cuerpo suficientes fuentes de ácido graso para quemar como energía.

No todo el mundo puede ayunar

El ayuno intermitente no es para todos. Al igual que otros programas de salud, existen importantes reglas y exenciones.

Aquellos que no deben ayunar

Si usted pertenece a este tipo de personas, es recomendable que no ayune.

- Pacientes diabéticos e hipoglucemiantes
- Aquellos que tienen bajo peso
- Aquellos con baja presión sanguínea
- Aquellos con desorden alimenticio
- Aquellos que están bajo medicación
- Mujeres embarazadas y lactantes
- Mujeres con amenorrea y problemas de fertilidad
- Mujeres que intentan concebir
- Aquellos con desregulación del cortisol

- Aquellos que sufren de estrés crónico

Consulte a un profesional de la salud o a su médico si no está seguro de poder ayunar. Si ha determinado que no puede practicar, puede hacer una dieta de limpieza para desintoxicarse y obtener muchos, sino todos, los beneficios del ayuno. Las opciones de limpieza a menudo crean los mismos efectos de desintoxicación que el ayuno intermitente, eliminando toxinas y reconstruyendo tejido sano, pero de forma gradual.

El ayuno para las mujeres

Hay alguna evidencia que muestra que el ayuno es menos beneficioso para las mujeres que para los hombres. Resulta que los cuerpos de las mujeres reaccionan de manera diferente al ayuno intermitente que los cuerpos de los hombres. Las mujeres son más sensibles a las señales de hambre. Además, las hormonas que regulan las funciones vitales como la ovulación son extremadamente sensibles al consumo de energía. A algunas mujeres les va bien con el ayuno intermitente, mientras que otras experimentan problemas. La restricción calórica y el ayuno intermitente pueden, a corto plazo, alterar los pulsos hormonales en algunas mujeres, interrumpiendo ciclos regulares y específicos.

Además, si no se hacen correctamente, la restricción calórica y el ayuno intermitente pueden causar diversos desequilibrios hormonales. Cuando el cuerpo femenino siente que está hambriento, aumentará la producción de hormonas del hambre, grelina y leptina. Esta reacción es la forma del cuerpo de proteger a un feto potencial, incluso cuando la mujer no está embarazada.

Por supuesto, cuando usted esté practicando la restricción calórica y el ayuno intermitente, ignorará estas señales de hambre, haciendo que el cuerpo produzca más hormonas del hambre, lo que puede desequilibrar todo.

Aunque no hay estudios realizados en humanos, los experimentos en ratas revelaron que el ayuno intermitente tuvo algunos efectos adversos en las ratas hembras. Desarrolló estas ratas hembras en ratas de aspecto masculino, infértiles y demacradas al tiempo que les hacía perder ciclos. Los ovarios se encogieron y los ciclos menstruales se detuvieron mientras experimentaban más insomnio que los hombres. Además, los estudios muestran que la restricción calórica y el ayuno intermitente pueden agravar los trastornos alimentarios como la bulimia, la anorexia y el trastorno alimentario compulsivo. Entonces, ¿cómo se acercan las mujeres a la restricción calórica y al ayuno intermitente?

Opciones de ayuno intermitente para mujeres

Para las mujeres, las reglas generales de esta práctica son las siguientes:

- El ayuno no debe durar más de 24 horas por períodos.

- Las mujeres deben ayunar por aproximadamente 12 a 16 horas solamente.

- Evite ayunar en días consecutivos durante las primeras 2 a 3 semanas. Por ejemplo, si está haciendo un ayuno de 16 horas, hágalo 3 días a la semana en lugar de 7 días.

- Beba muchos líquidos durante el ayuno, como agua, té de hierbas y caldo de huesos.

- Durante los días de ayuno, solo realice ejercicios ligeros, como estiramientos suaves, trotar, caminar y yoga.

Además, varios métodos de ayuno intermitente son adecuados para las mujeres. Los siguientes son los más populares que usted puede probar.

Método crescendo

Este método es la mejor manera para que las mujeres entren en la restricción calórica y el ayuno intermitente sin interrumpir las hormonas ni afectar el cuerpo. Este método no requiere que una mujer ayune por semana, pero solo por un par de días durante el período (por ejemplo que ayune de 12 a 16 horas todos los lunes, miércoles y viernes con una ventana para comer de 8 a 12 horas).

Los otros 3 métodos de ayuno intermitente más adecuados para las mujeres son el Método 16/8 o el método *Leangains*, el Protocolo *Eat-Stop-Eat* o *24-Hour*, y la Dieta 5: 2, que se tratan en el Capítulo 4: Escuche las necesidades de su cuerpo.

Deje de ayunar intermitentemente si experimenta alguno de los síntomas siguientes. Estos síntomas a menudo indican que usted está experimentando un desequilibrio hormonal.

- Cuando el ciclo menstrual se vuelve irregular o se detiene
- Experimenta problemas para quedarse dormido
- Caída del cabello, desprendimiento del acné y piel seca
- Tener dificultades para recuperarse de los entrenamientos
- Las lesiones sanan lentamente y se enferman con más frecuencia
- El corazón comienza a latir irregularmente o de una manera extraña
- Tener cambios de humor
- Experimentando una menor tolerancia al estrés
- Siente frío
- La digestión se ralentiza significativamente
- Menos interesado en el sexo

Datos clave:

- Cambiar el horario de alimentación y el hábito puede causar algunas preocupaciones, como la deficiencia de electrolitos, la elevación de ácido úrico, el aumento de peso después del ayuno y la pérdida de masa muscular. Sin embargo, los estudios muestran que puede remediar rápidamente todos estos efectos secundarios.

- La investigación muestra que el ayuno no reduce significativamente la cantidad de electrolitos en el cuerpo.

- Tomar un suplemento multivitamínico durante el ayuno proporciona al cuerpo la cantidad diaria recomendada de micronutrientes.

- El ayuno puede causar una ligera elevación en el ácido úrico, pero puede evitarlo fácilmente bebiendo mucha agua y aumentando su alcalinidad comiendo más vegetales.

- El aumento de peso después de la cirugía es temporal, y la mayor parte es peso por la retención de líquidos mientras está en sus períodos de alimentación habituales. A medida que continúe ayunando, su cuerpo pronto utilizará eficientemente la grasa como su fuente de energía y la quemará, y su peso disminuirá con el tiempo.

- Evite la comida basura, el alcohol y el azúcar, especialmente durante la primera semana de ayuno. Consuma carbohidratos de bajo índice glucémico, como vegetales, legumbres, frijoles y granos integrales.

- El ayuno intermitente no quema el músculo. De hecho, aumenta los niveles de la hormona del crecimiento y el factor I de crecimiento similar a la insulina que promueven el crecimiento muscular y el aumento de la fuerza muscular. Si le preocupa la pérdida de masa muscular, proporcione a su cuerpo suficientes fuentes de ácido graso para quemar como energía.

- No todos pueden ayunar.

- Las mujeres reaccionan de manera diferente al ayuno que los hombres. Para el ayuno intermitente efectivo, las mujeres deben seguir una guía que evite la alteración del equilibrio hormonal, que es muy sensible al hambre.

- Los mejores métodos de ayuno para las mujeres son el método *Crescendo*, el método 16/8 o el método *Leangains*, el protocolo *Eat-Stop-Eat* o *24-Hour* y la dieta 5:2.

- Las mujeres deben dejar de ayunar cuando experimentan los síntomas del desequilibrio hormonal.

Capítulo 4: Escuche las necesidades de su cuerpo

El ayuno recalibra su cuerpo. Practicar este método de pérdida de peso sin preparación es una receta para el fracaso. Saber lo que tendrá que enfrentar y elegir el mejor método de ayuno garantizará el éxito.

Modere su pérdida de peso y su viaje de ganancia muscular

Lento es el camino a seguir, especialmente si recién está comenzando su dieta. La preparación ayudará a su cuerpo a adaptarse mejor a la práctica, y le ayudará a experimentar menos o ningún síntoma de transición o cetogripa (síntomas parecidos a los de la gripe que experimenta una persona cuando el cuerpo pasa de quemar glucosa a grasa como principal fuente de energía). La planificación también disminuye o previene los síntomas de desintoxicación; El ayuno puede comenzar a liberar demasiadas toxinas en el torrente sanguíneo al mismo tiempo.

Comience su dieta de 1 día con un ayuno de frutas o jugo

Haga esto una vez por semana hasta que ya no experimente los síntomas de desintoxicación o su cuerpo esté listo para pasar de un sistema alimentado por glucosa a una máquina quemadora de grasas. Un ayuno de manzana es fácil de comenzar. Comience su ayuno intermitente la noche anterior. Coma una cena ligera. No se exceda por miedo al día siguiente. En su día de ayuno, coma 3-4 manzanas como sus comidas y beba al menos 2 cuartos de galón de agua durante todo el día. Reduzca las bebidas con cafeína en su ayuno de manzana. Si anhela algo caliente durante el período, beba agua templada. Al día siguiente, cuando rompa su ayuno, tome la comida lentamente y luego vuelva a comer de forma regular.

Cuando su cuerpo haya superado los síntomas de desintoxicación, pruebe el método *Leangains* (el ayuno 16:8) o haga un ayuno de 1 día de agua. A las personas les resulta más fácil lidiar con el hambre cuando lentamente se adaptan a un método de ayuno avanzado que saltando de inmediato ya que el cuerpo se ajusta gradualmente a la perspectiva de no alimentarse. No tendrá mucha hambre de inmediato, lo cual es algo difícil de tratar para algunas personas. Eventualmente, su sistema se ajustará al período sin alimentos.

Cuando su cuerpo se haya adaptado lo suficiente al estado de semi-ayuno, podrá comenzar con cualquiera de los 7 métodos siguientes. Antes de continuar con su ayuno real, léalos todos. Evalúe sus opciones. Eche un vistazo honesto a su vida. ¿Cuánto puede sacrificar? Una práctica de ayuno intermitente creará síntomas intensos de desintoxicación y limpieza, así como síntomas de cetosis, lo que requerirá más disciplina de su parte. ¿Cuánta incomodidad puede tomar?

¿Quiere un ayuno sin mucha disciplina? Eso también es muy posible. Algunos profesionales sugieren evitar los síntomas extremos de la desintoxicación haciendo un método de ayuno fácil. Puede absolutamente tomarlo más despacio, a un ritmo que le resulte más cómodo.

1 - El Método *Lean Gains* (el ayuno 16:8)

Iniciado por Martin Berkhan, el método *Leangains* es el más recomendable para entusiastas dedicados a la actividad física con el objetivo de perder grasa corporal y desarrollar músculos. Según el método de ayuno *Leangains*, se le permite comer solo dentro de las 8 o 10 horas de descanso mientras está en ayunas durante 16 horas (para hombres) y 14 horas (para mujeres). Durante su período de ayuno, no debe consumir calorías, aunque puede tomar alimentos sin calorías.

Es mucho más fácil comenzar a ayunar toda la noche hasta la mañana siguiente, aproximadamente seis horas después de despertarse. Sin embargo, esto necesita una ventana de alimentación de mantenimiento cercana; de lo contrario, será más difícil adherirse al programa mientras se altera el funcionamiento normal de las hormonas.

El tiempo y el tipo de comida que usted comerá durante su ventana de alimentación dependen en gran medida de cuándo se ejercitará. Los días en que hace su entrenamiento, los carbohidratos son más importantes que la grasa. Sin embargo, en sus días de descanso, debe tomar más grasas. Es aconsejable tener siempre un alto consumo de proteínas, pero debe ser proporcional a su objetivo, sexo, nivel de actividad y grasa corporal. Independientemente de cómo gasta su actividad, el consumo de alimentos integrales y no procesados es preferible al elegir su consumo de calorías. Sin embargo, si no tiene mucho tiempo para una comida adecuada, mejor tome una barra de proteína o un batido de proteínas en su lugar.

Para la mayoría de las personas que están en este método de ayuno, lo más destacado es el hecho de que en la mayoría de los días, la frecuencia de las comidas realmente no importa. Siempre puede comer en cualquier momento que lo desee, siempre y cuando esté dentro de la ventana de alimentación de ocho horas. Con esto, la mayoría de la gente prefiere dividirlo en tres comidas, ya que es más fácil seguirlo mientras se programa para este hábito de comer.

Sin embargo, incluso si su tiempo para comer es flexible, el ayuno *Leangains* es muy específico con sus pautas sobre el tipo de alimento que puede comer, principalmente si está haciendo ejercicio. La guía bastante estricta sobre la planificación nutricional hace que el programa sea un poco difícil de cumplir.

2 - El método *Eat Stop Eat* (el ayuno de 24 horas)

Este programa incluye ayunar durante 1 día completo (24 horas) una o dos veces por semana. Mientras está en ayunas, puede tomar bebidas sin calorías. Después del período de ayuno, puede volver a comer regularmente.

Este método de ayuno reduce la ingesta total de calorías sin poner un límite a lo que come y con qué frecuencia desea comer. Vale la pena señalar, sin embargo, que la incorporación de entrenamientos regulares, incluido el entrenamiento de resistencia es la conclusión si su objetivo es la pérdida de peso de una composición corporal mejorada.

Aunque es bastante difícil pensar que no tendrá comida durante 24 horas, todavía hay un lado excelente del ayuno *Eat Stop Eat*, ya que esta opción es bastante flexible. No tiene que seguir la regla estrictamente en su primer día de ayuno. Puede ir todo el tiempo que pueda y luego aumentar gradualmente su duración de ayuno a lo largo del tiempo para darle a su cuerpo el tiempo suficiente para adaptarse.

Es ventajoso si comienza a ayunar el día en que está ocupado y en un horario que no se incluye en su horario de comidas, como el almuerzo. Otra ventaja es que no hay alimentos prohibidos, no hay restricciones en su dieta y no hay conteo de calorías. Incluso la cantidad de su ingesta de alimentos nunca es un problema aquí. Sin embargo, debe saber cómo moderar su alimentación como si pudiera comer una porción de pastel, pero no toda la pieza.

Las largas horas del ayuno Eat Stop Eat demuestran ser desafiantes para algunas personas, especialmente para los principiantes. Mientras su cuerpo todavía se está ajustando, puede sentir algunos síntomas como fatiga, debilidad, dolor de cabeza o mareos y de mal humor. Todo esto le tentará a poner un descanso a su ayuno. Sin embargo, estos síntomas disminuyen con el tiempo, mientras que requiere mucho autocontrol de su parte para superar todos esos sentimientos negativos.

3 - La dieta del guerrero (Dieta 20/4)

Este método, que está inspirado en los hábitos alimenticios de los guerreros en los viejos tiempos, le permite ayunar durante 20 horas todos los días y luego comer una gran comida por la noche. Es crucial comer una comida de calidad en lugar de obtener una buena comida durante el período de alimentación. Sin embargo, se le permite un consumo moderado durante el día, como unas pocas porciones de frutas y verduras crudas, o algunas porciones de batidos de proteínas si lo desea.

Algunas personas que siguen la dieta de guerreros cuestionan esta opción en base a la lógica de que si ejercita esta ventaja, entonces ya no es muy rápido.

Se supone que este método de ayuno intermitente promueve el estado de alerta, estimula la quema de grasa y aumenta la energía al tiempo que maximiza la reacción de lucha o huida del sistema nervioso simpático. El estado de alimentación de cuatro horas tiene como objetivo maximizar la capacidad del sistema nervioso parasimpático para ayudar al cuerpo a recuperarse. Asimismo, promueve la calma, la relajación y la digestión, ya que ayuda al cuerpo a generar hormonas y quemar grasa durante el día. Además, el orden en que usted come grupos específicos de alimentos también es importante. Según este método, debe comenzar con verduras, grasas y proteínas. Si aún no está satisfecho, entonces podrá ingerir algunos carbohidratos.

Muchos prefieren este método de ayuno intermitente, ya que esta opción le permite comer algunas comidas pequeñas o refrigerios, lo que puede ayudarlo a superar su período de ayuno. Muchos testificaron haber ganado un aumento en el nivel de energía y la pérdida de grasa durante esta dieta.

Puede ser mejor tomar algunos refrigerios que ir sin comida por más de 20 horas. Aún así, tener pautas estrictas de lo que se debe comer y cuándo comerlas es un desafío a largo plazo. Además, comer una comida principal por la noche según las pautas no es fácil, especialmente para las personas que prefieren una ingesta mínima en la última parte del día.

4 - La pérdida de grasa para siempre

Este método es un híbrido de las tres prácticas: *Eat Stop Eat, Warrior Diet* y *Leangains*, ya que las combina en un solo plan. También se le permite un día de trampa para cada semana y luego puede realizar un ayuno de 36 horas. El resto del ciclo de una semana se divide entre los diferentes métodos de ayuno.

En este método, se recomienda que guarde el ayuno más extendido en los días cuando se encuentre en su nivel más activo. La práctica le permite concentrarse en su productividad y en su hambre. Integrado en este ayuno intermitente son los programas de entrenamiento, pesas libres y pesos corporales, que están orientados a ayudar a los aprendices a maximizar la pérdida de grasa de manera eficiente.

Los fundadores de este programa, John Romaniello, y Dan Go creen que todos practican el ayuno todos los días y que estos son momentos en los que no comemos nada y en un horario irregular, por lo que no podemos cosechar el beneficio del ayuno intermitente.

Según este método, hay un programa de siete días para el ayuno, que ayuda a su cuerpo a acostumbrarse a un horario estructurado. También incluye un día completo de trampas, lo que hace que el programa sea preferible a muchos.

Por el contrario, tendrá dificultades para manejar los días de trampa porque el plan es demasiado específico y el horario de ayuno o alimentación varía día a día, por lo que es confuso seguirlo. Si usted es del tipo que le resultará difícil cambiar rápidamente de caer en la moderación y luego apagarlo cuando es hora de cambiar a ayuno, entonces este programa puede no funcionar bien con usted.

5 - *UpDayDownDay* (ayuno de día alternativo)

El método más fácil de ayuno intermitente, el ayuno alternativo o el método *UpDayDownDay*, le permite consumir una cantidad mínima de alimentos en un día y luego volver a comer de forma normal al día siguiente. La práctica apunta a reducir su nivel de ingesta de calorías en 1/5 de la ingesta calórica normal requerida durante el día de ayuno. Digamos, el nivel regular de calorías para los hombres es de 2.500 y para las mujeres es de 2.000, en un día de ayuno o de bajada, el nivel debe reducirse a 500 para los hombres y 400 para las mujeres.

Para que le resulte más fácil durante el período de "inactividad", opta por un reemplazo de comidas como batidos de proteínas. Puede elegir sus batidos fortificados con nutrientes esenciales, y puede tomar sorbos de sus batidos durante todo el día en lugar de optar por comidas pequeñas. Sin embargo, tenga en cuenta que los reemplazos de comidas como estos batidos son aconsejables sólo durante las primeras dos semanas de ayuno y se le recomienda comer comidas reales en sus próximos días "inactivos". Volver a comer de forma regular en los próximos días.

Si está haciendo algún régimen de ejercicios, mantenga sus días de entrenamiento en días con calorías normales, ya que será difícil para usted ir al gimnasio durante los días de bajas calorías.

Como esta opción tiene que ver con la pérdida de peso, funciona perfectamente para usted si su objetivo es perder peso. Las personas que reducen sus calorías en un 20-25 por ciento en promedio son testigos de una pérdida de aproximadamente 2 libras y media cada semana según lo informado en Internet.

Este método de ayuno intermitente es fácil de seguir, y siempre hay una tendencia a que se exceda durante el día normal. El truco para mantenerse alineado es planificar y preparar su comida con anticipación, para que no tenga antojo de ir a comer comida basura y poco saludable.

6 -Dieta rápida (el ayuno 5:2)

El método de dieta rápida de ayuno intermitente también se conoce como 5: 2. Como su propio nombre lo indica, debe someterse a 2 días de ayuno y 5 días de comer regularmente en un ciclo de una semana. En sus días normales, no tendrá que preocuparse por su consumo de calorías, pero durante el resto de la semana (días de ayuno de 2 días), debe reducir sus calorías, por ejemplo, 500 para las mujeres y 600 para los hombres. Con estos 2 días de su elección cada semana, es más fácil cumplir con este tipo de régimen de salud, aunque podría tomar más tiempo perder peso de esta manera en comparación con el resto de los métodos intermitentes de ayuno.

7 - El ayuno de Daniel

El ayuno de Daniel es un ayuno de 28 días que combina la creencia espiritual y la nutrición a través de la ingesta ilimitada de alimentos enteros no procesados. Este método de ayuno es popular entre los creyentes cristianos ya que se basa en los fundamentos bíblicos que se describen en el Libro de Daniel. (Daniel 1-10). En lugar de limitar el consumo de calorías o concentrarse en la pérdida de peso, este ayuno limita el tipo de alimentos que se consumen para aumentar la calidad de la ingesta de nutrientes.

Aunque es más una orientación religiosa, la investigación científica respalda este ayuno. Según el Centro de Estudios de Nutrición T. Collin Campbell, los investigadores revelan que las personas con enfermedad cardiovascular o disfunción metabólica experimentaron una mejora cuando implementaron los hábitos dietéticos del ayuno.

Puntos clave:

- Saber lo que encontrará durante el ayuno intermitente, así como elegir el mejor método de ayuno para su estilo de vida garantizará el éxito.

- Lento es la mejor manera de ir si usted es nuevo en el ayuno. Controle su viaje para prevenir y disminuir la desintoxicación y los síntomas de la ceto-gripe.

- Puede comenzar lentamente a ayunar haciendo un ayuno de frutas o jugo, y luego pruebe el método *Leangains* o haga un ayuno de agua de 1 día durante un período.

- Cuando su cuerpo finalmente se haya adaptado al estado de ayuno, elija el mejor método de ayuno que le resulte más cómodo, que incluye el Método *Leangains* , *Eat Stop Eat* , *The Warrior Diet, Fat Loss Forever, UpDayDownDay*, el ayuno rápido y el ayuno de Daniel.

Capítulo 5: Transición exitosa a un estado más saludable

El ayuno intermitente y la restricción calórica es un cambio saludable. Durante su transición, usted definitivamente experimentará días difíciles. Los siguientes consejos harán que su viaje sea más fácil.

Prepárese para los síntomas de desintoxicación y cetosis

A menos que el ayuno sea una parte regular de su rutina de salud, experimentará muchos síntomas, mientras su cuerpo puede concentrarse en eliminar los desechos metabólicos y adaptarse para convertirse en una máquina quemadora de grasas de un sistema alimentado por glucosa.

Entre los muchos síntomas del ayuno, estos son los más comunes, junto con la forma eficiente de tratar con ellos.

Patrones de sueño interrumpidos y la fatiga

El ayuno estimula la purga de toxinas que requieren una carga de trabajo más significativa que la habitual para que se sienta más cansado de lo normal. Tomará al menos 3 días para que su cuerpo supere el hambre y los antojos de los viejos hábitos y alimentos. Debido a que el ayuno es limitado o la abstinencia total de alimentos, excepto el agua, es una gran idea comenzar su práctica durante los días en que puede descansar.

Tome siestas cada vez que pueda y vaya a la cama a las 10 de la noche, asegurándose de dormir 8 horas cada noche. Su cuerpo trabaja más eficientemente en la limpieza y reparación de sí mismo mientras duerme. Se adhieren a las rutinas de ejercicio moderado o ligero. Evite el estrés, ya sea mental, emocional o físico, ya que son contraproducentes para su ayuno.

Dolor de cabeza

Los dolores de cabeza generalmente ocurren porque está abandonando algunos malos hábitos durante el ayuno, como eliminar los alimentos procesados y el azúcar, fumar, la cafeína y las bebidas alcohólicas, lo que crea abstinencia y causa dolores de cabeza.

También puede experimentar deshidratación durante su período de ayuno, que también causa dolores de cabeza. Beba mucha agua, un mínimo de alrededor de 8 a 10 vasos llenos de agua filtrada al día.

Náusea

Cambiar su estilo de vida y su dieta junto con la elección de alimentos más saludables puede causarle náuseas leves. La mejor manera de evitar este síntoma es a través de la hidratación adecuada. Las náuseas pasarán después de un par de días.

Si su síntoma se convierte en vómitos, entonces su cuerpo puede estar desintoxicando demasiado rápido. Su sistema puede intentar expulsar toxinas más rápido de lo que puede eliminar. Lo mejor que puede hacer cuando esto ocurre es cambiar su método de ayuno.

Los síntomas de desintoxicación pueden progresar a síntomas de cetosis, que incluyen síntomas parecidos a la gripe, erupción cutánea y muy raramente vómitos.

Ansias y hambre

También experimentará hambre, pero esto desaparecerá en 1 a 2 días durante el ayuno. Además, eliminará una gran cantidad de alimentos y bebidas que su cuerpo consume normalmente, como alimentos procesados y azúcar, tabaco, cafeína y bebidas alcohólicas. Reducirlos o eliminarlos definitivamente desencadenará antojos en las áreas que eliminó y cambió. Este síntoma continuará más tiempo que el hambre. Cuando se inflamen, el agua potable disminuirá estos síntomas.

Manténgase hidratado

El agua le ayudará a seguir adelante mientras está en su período de ayuno. También le ayudará a quemar grasas y hará que su metabolismo se aumente.

Ayune durante la noche

Cuando la mayoría de sus horas de ayuno ocurren durante la noche, es más fácil para usted atravesarlo. Mientras hiberna, no pensará en el hambre y evitará los antojos de comida.

Transforme su proceso de pensamiento

Cuando usted piensa en ayunar como una forma de privarse de comida, más quiere comer. Pero si piensa que es solo una forma de tomar un descanso de comer, menos siente las punzadas del hambre. Por lo tanto, controlar su modo de pensar puede ayudarle a sentirse más cómodo con su ayuno.

Comience cuando esté ocupado

Es mejor comenzar a ayunar cuando esté haciendo actividades, ya que esto ayudará a su mente a no pensar en los alimentos. Cuando pensamos en el ayuno intermitente, la idea por sí sola nos envía a pensar más sobre la comida.

Vaya al gimnasio

Mezclar ejercicios con el ayuno intermitente lo ayudará a optimizar el resultado. Su ejercicio no necesita ser muy difícil. Quédese con algo fácil y sencillo como la rutina de fuerza de cuerpo completo. Puede hacer esto 2-3 veces a la semana.

Ahora que tiene una visión clara de lo que ha pasado en los programas de salud y estado físico, particularmente en el ayuno intermitente, ya que ha aprendido todo acerca de sus inconvenientes y beneficios, puede elegir libremente qué plan es mejor para usted. Si bien todos demuestran ser efectivos, debe considerar su estilo de vida al mismo tiempo que seleccionara la mejor opción para que pueda obtener el mejor beneficio de ella.

Por último, debe tener en cuenta que el ayuno intermitente nunca es una dieta y, por lo tanto, funciona bien con casi todo tipo de programa de alimentación. Puede ser un fanático de la dieta Paleo, un seguidor estricto de la dieta baja en carbohidratos, un partidario incondicional de veganos, cetogénicos, bajos en grasa o cualquier otro tipo de plan nutricional. Usted puede fácilmente integrar esta dietas con el ayuno intermitente. El ayuno intermitente es un estilo de vida dietético que lo ayuda en su objetivo de obtener un cuerpo sano, delgado y fuerte.

Puntos clave:

- Durante su transición de un sistema alimentado por azúcar a una máquina quemadora de grasas, encontrará algunos efectos secundarios

- Debe prepararse para la desintoxicación y los síntomas de la ceto-gripe, incluidos patrones de sueño alterados y fatiga, dolores de cabeza, náuseas y antojos y hambre.

- Puede prevenir y remediar fácilmente estos efectos secundarios al mantenerse hidratado, prefiriendo el ayuno durante la noche, transformando su proceso de pensamiento, comenzando su ayuno en días ocupados y yendo al gimnasio.

Conclusión

Controlar su mente y liberar todo su poder al reconfigurar sus pensamientos de ansiedad y cambiar a un estilo de vida dietético eficaz le ayudará a reducir los ataques de pánico, el miedo, las preocupaciones y otros síntomas relacionados con la ansiedad e incluso a prevenir su aparición.

No es fácil controlar una mente ansiosa. Usted necesita hacer muchos ejercicios de meditación para combatir su ansiedad. Ahora que usted es consciente de cómo funciona una mente ansiosa y que puede hacer algo no solo para controlarla sino para liberar todo su poder para calmar pensamientos y emociones inestables, ya es hora de que comience a actuar sobre ella.

Vivir con pensamientos y emociones problemáticos

puede privarle de una vida feliz y exitosa, y a menos que tome el control de su mente ansiosa, la ansiedad continuará tomando el control total de usted. ¡Use el poder de su mente ansiosa para dirigir su ansiedad y hacer que funcione para su beneficio AHORA!

Últimas palabras

¡Gracias nuevamente por comprar este libro! Realmente espero que este libro pueda ayudarle. El siguiente paso es que se una a nuestro boletín informativo por correo electrónico para recibir actualizaciones sobre cualquier próximo lanzamiento o promoción de un nuevo libro.

¡Usted puede registrarse de forma gratuita y, como beneficio adicional, también recibirá nuestro libro *"Errores de salud y de entrenamiento físico que no sabe que está cometiendo"*, completamente gratis.*"!* Este libro analiza muchos de los errores de entrenamiento físico más comunes y desmitifica muchas de las complejidades y la ciencia de ponerse en forma. ¡Tener todo este conocimiento y ciencia de la actividad física organizados en un libro paso a paso le ayudará a comenzar en la dirección correcta en su viaje de entrenamiento!Para unirse a nuestro boletín gratuito por correo electrónico y tomar su libro gratis, visite el enlace y regístrese:

www.hmwpublishing.com/gift

Finalmente, si usted ha disfrutado este libro, me gustaría pedirle un favor. ¿Sería tan amable de dejar una reseña para este libro? ¡Podría ser muy apreciado!

¡Gracias y mucha suerte!

Sobre el co-autor

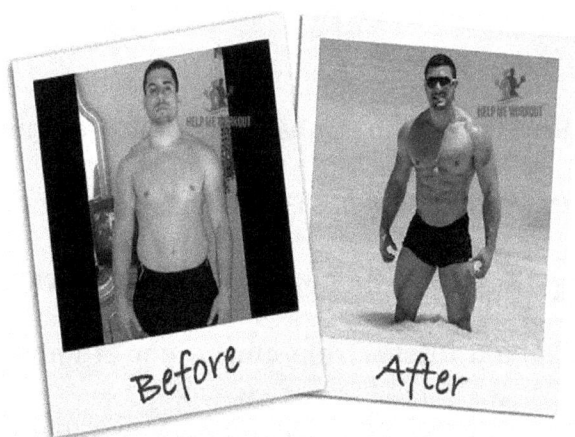

Before   After

Mi nombre es George Kaplo; Soy un entrenador personal certificado de Montreal, Canadá. Comenzaré diciendo que no soy el hombre más grande que conocerá y este nunca ha sido mi objetivo. De hecho, comencé a entrenar para superar mi mayor inseguridad cuando era más joven, que era mi autoconfianza. Esto se debió a mi altura que medía sólo 5 pies y 5 pulgadas (168 cm), me empujó hacia abajo para intentar cualquier cosa que siempre quise lograr en la vida. Puede que usted esté pasando por algunos desafíos en este momento, o simplemente puede querer ponerse en forma, y ciertamente puedo relacionarme.

Después de mucho trabajo, estudios e innumerables pruebas y errores, algunas personas comenzaron a notar cómo me estaba poniendo más en forma y cómo comenzaba a interesarme mucho por el tema. Esto hizo que muchos amigos y caras nuevas vinieran a verme y me pidieran consejos de entrenamiento. Al principio, parecía extraño cuando la gente me pedía que los ayudara a ponerse en forma. Pero lo que me mantuvo en marcha fue cuando comenzaron a ver cambios en su propio cuerpo y me dijeron que era la primera vez que veían resultados reales. A partir de ahí, más personas siguieron viniendo a mí, y me hizo darme cuenta después de tanto leer y estudiar en este campo que me ayudó pero también me permitió ayudar a otros. Ahora soy un entrenador personal certificado y he entrenado a muchos clientes que han logrado conseguir resultados sorprendentes.

Hoy, mi hermano Alex Kaplo (también Entrenador Personal Certificado) y yo somos dueños y operadores de esta empresa editorial, donde traemos autores apasionados y expertos para escribir sobre temas de salud y ejercicio. También tenemos un sitio web de ejercicios en línea llamado "HelpMeWorkout.com" y me gustaría conectarme con usted invitándole a visitar el sitio web en la página siguiente y registrarse en nuestro boletín electrónico (incluso obtendrá un libro gratis). Por último, si usted está en la posición en la que estuve una vez y quiere orientación, no lo dude y pregúnteme ... ¡Estaré allí para ayudarle!

Su amigo y entrenador,

George Kaplo

Entrenador Personal Certificado

Consigua otro libro gratis

Quiero darle las gracias por comprar este libro y ofrecerle otro libro (largo y valioso como este libro), "Errores de salud y de entrenamiento físico que no sabe que está cometiendo", completamente gratis.

Visite el enlace siguiente para registrarse y recibirlo: www.hmwpublishing.com/gift

En este libro, voy a desglosar los errores más comunes de salud y de entrenamiento físico que probablemente usted esté cometiendo en este momento, y le revelaré cómo puede llegar fácilmente a la mejor forma de su vida.

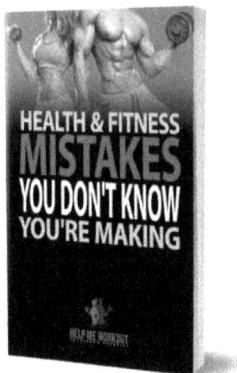

Además de este valioso regalo, también tendrá la oportunidad de obtener nuestros nuevos libros de forma gratuita, participar en sorteos y recibir otros correos electrónicos de mi parte. De nuevo, visite el enlace para registrarse: **www.hmwpublishing.com/gift**

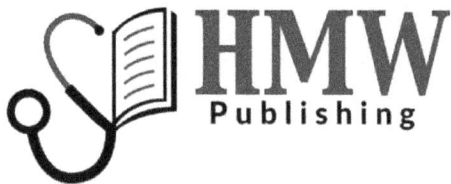

Para más libros visite:

HMWPublishing.com